OFICINA DO PARTO
Educação em Saúde para Casais Grávidos

OFICINA DO PARTO
Educação em Saúde para Casais Grávidos

Elza Lucia Baracho Lotti de Souza

Fisioterapeuta Especialista em Saúde da Mulher – COFFITO/ABRAFISM. Mestre em Ciências da Reabilitação pela UFMG. Professora Emérita e Coordenadora do curso de Pós-graduação na área da Saúde da Mulher da Faculdade de Ciências Médicas de Minas Gerais. Vice-presidente da ABRAFISM (Associação Brasileira de Fisioterapia na Saúde da Mulher). Autora e Coordenadora do livro *Fisioterapia Aplicada à Saúde da Mulher*. Coordenadora de Fisioterapia na área das Disfunções do Assoalho Pélvico do Hospital Mater Dei. Sócia fundadora da empresa de capacitação professional Baracho Educação Continuada.

Cláudia de Oliveira

Fisioterapeuta Especialista em Saúde da Mulher – COFFITO/ABRAFISM. Mestre e Doutora em Ciências pelo Departamento de Obstetrícia e Ginecologia da Faculdade de Medicina da Universidade de São Paulo – USP. Docente na Universidade Santa Cecília – UNISANTA. Cofundadora da Gestar Fisio Cursos.

Fernanda Saltiel Barbosa Velloso

Fisioterapeuta Especialista em Saúde da Mulher – COFFITO/ABRAFISM. Doutora em Ciências da Reabilitação pela UFMG. Professora da Graduação e da Pós-graduação da Faculdade de Ciências Médicas de Minas Gerais – FCMMG.

Patricia Andrade Batista

Fisioterapeuta Especialista em Saúde da Mulher pelo Hospital das Clínicas da Faculdade de Medicina da Universidade de São Paulo – USP – e pelo COFFITO/ABRAFISM. Mestranda em Ciências pelo Departamento de Obstetrícia e Ginecologia da Faculdade de Medicina da Universidade de São Paulo – USP. Docente na Universidade Ibirapuera – Unib. Cofundadora da Gestar Fisio Cursos.

Elyonara Mello de Figueiredo

Fisioterapeuta Especialista em Fisioterapia na Saúde da Mulher – COFFITO/ABRAFISM. Doutora em Ciências do Movimento e da Reabilitação pela Boston University. Professora Associada do Departamento de Fisioterapia da UFMG. Fundadora do Serviço de Fisioterapia para Disfunções do Assoalho Pélvico do Hospital das Clínicas da UFMG.

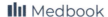

OFICINA DO PARTO – Educação em Saúde para Casais Grávidos

Direitos exclusivos para a língua portuguesa
Copyright © 2021 by
MEDBOOK – Editora Científica Ltda.

Nota da editora:
As organizadoras e a editora não podem ser responsabilizados pelo uso impróprio nem pela aplicação incorreta de produto apresentado nesta obra. Apesar de terem envidado esforço máximo para localizar os detentores dos direitos autorais de qualquer material utilizado, os organizadores e a editora estão dispostos a acertos posteriores caso, inadvertidamente, a identificação de algum deles tenha sido omitida.

Projeto gráfico e diagramação: Andréa Alves

Capa: Sergio Melo

CIP-BRASIL. CATALOGAÇÃO NA PUBLICAÇÃO
SINDICATO NACIONAL DOS EDITORES DE LIVROS, RJ

O27

Oficina do parto : educação em saúde para casais grávidos / Elza Lucia Baracho Lotti de Souza ... [et al.]. - 1. ed. - Rio de Janeiro : Med Book, 2021.
56 p.

Apêndice
Inclui bibliografia e índice
ISBN 9788583690870

1. Gravidez. 2. Parto (Obstetrícia). 3. Cuidado pré-natal. 4. Grávidas - Saúde e higiene. I. Souza, Elza Lucia Baracho Lotti de.

21-72246   CDD: 612.63
                    CDU: 618.4

Camila Donis Hartmann - Bibliotecária - CRB-7/6472   26/07/2021   26/07/2021

Reservados todos os direitos. É proibida a duplicação ou reprodução deste volume, no todo ou em parte, sob quaisquer formas ou por quaisquer meios (eletrônico, mecânico, gravação, fotocópia, distribuição na Web ou outros), sem permissão expressa da Editora.

Ill Medbook
Editora Científica Ltda.
Avenida Treze de Maio 41, sala 804 – CEP 20031-007
Centro – Rio de Janeiro – RJ
Telefone: (21) 2502-4438
www.medbookeditora.com.br
contato@medbookeditora.com.br

AGRADECIMENTO A Elza Baracho

À querida Professora Elza Baracho,

Somos gratas pela oportunidade de participar da elaboração deste livro, no qual você compartilha uma abordagem desenvolvida há 30 anos e que se mantém atual e necessária na preparação de gestantes e familiares para a chegada de uma nova vida.

A você, todo nosso reconhecimento e admiração pelo pioneirismo, competência e ética profissional no exercício da Fisioterapia na Saúde da Mulher.

Este projeto, criado no início de sua carreira, está agora devidamente documentado e assinado por sua criadora. Agradecemos também seu comprometimento e sua incansável motivação para construir uma especialidade relevante e que oferece às mulheres uma abordagem humanizada e efetiva.

Estamos honradas por partilhar com você esse projeto tão especial!

Cláudia de Oliveira
Fernanda Saltiel Barbosa Velloso
Patrícia Andrade Batista
Elyonara Mello de Figueiredo

AGRADECIMENTOS

Este projeto reflete um passado e um presente dedicados ao trabalho com casais, a partir da escuta e da troca de conhecimentos necessários para a construção de um caminho mais leve, menos sofrido e mais acolhedor para a chegada tão desejada de um(a) filho(a) que representa um movimento para o futuro e uma nova dimensão da existência humana.

Por isso, meus agradecimentos especiais vão para esses casais, fonte inspiradora e destinatários finais desta obra, cujo propósito é auxiliá-los de forma educativa e reflexiva na experiência do trabalho de parto e do parto, dando-lhes ainda ferramentas para a vivência da maternidade e da paternidade.

Agradeço ainda à Dra. Solange de Melo Miranda, pediatra que na década de 1980, me ensinou na prática o valor da interdisciplinaridade e que sempre esteve presente nas oficinas, contribuindo com orientações nos cuidados com o recém-nascido, o desenvolvimento infantil e o fortalecimento das relações materno/paterna-infantis.

Obrigada também a todos os profissionais que já fazem uso deste instrumento, validando-o em sua prática clínica, preparando os casais para esse momento tão sublime em suas vidas.

A vocês, caras colegas autoras, muito obrigada pela parceria, em especial à Dra. Cláudia de Oliveira, que tornou possível a publicação deste material de grande importância e valor para os profissionais da área da saúde.

Agradeço também às colegas fisioterapeutas Fernanda Saltiel Barbosa Velloso, Patrícia Andrade Batista e Elyonara Mello de Figueiredo por todo apoio, generosidade e dedicação no desenvolvimento desta obra.

Elza Baracho

PREFÁCIO

Não posso deixar de externar minha emoção ao ler este livro e meu profundo contentamento em prefaciá-lo diante da magnitude de sua contribuição, alicerçada no relato de experiência da prática clínica de excelência da Professora Elza Baracho na área da Fisioterapia em Obstetrícia no Brasil, trazido à tona por iniciativa de nossa querida colega, Professora Claudia Oliveira. Esta obra se beneficiou da enorme experiência e do espírito agregador da Professora Elza, que reuniu um grupo seleto de colaboradoras competentes e inspiradoras que atuam na prática clínica e na pesquisa voltada à Fisioterapia na Saúde da Mulher. O precioso relato da experiência da Professora Elza sobre a "oficina do parto" às estimadas colegas ocasionou um belíssimo encontro de aprendizagem e troca de experiências que resultou em um livro que será altamente útil para auxiliar a qualificação das práticas profissionais em Obstetrícia no Brasil.

Ao longo de suas páginas, o referido livro encanta os apaixonados pela Fisioterapia em Obstetrícia e com certeza irá despertar o interesse dos futuros profissionais em formação e contribuir para a prática de excelência de fisioterapeutas generalistas e especialistas em Saúde da Mulher. Mais do que isso, ele destaca com maestria a importância da prática educativa como parte essencial do trabalho de toda a equipe interprofissional de saúde. A metodologia de trabalho proposta é fecunda em possibilidades de trabalho e edificações sólidas no campo da prática clínica e da pesquisa científica.

Não tenho dúvidas de que servirá como um guia prático de preparação dos "casais grávidos" para o parto, ao oferecer uma metodologia ativa de trabalho encantadora e que valoriza aspectos biopsicossociais dos envolvidos, contribuindo para a autonomia desses atores. A partir da realidade dos casais grávidos, de sua bagagem de conhecimentos e das crenças e valores vindos do senso comum, desenvolve-se um magnífico trabalho de aprendizagem sobre os fenômenos que envolvem o trabalho de parto e o nascimento.

A utilização de fichas com palavras e frases curtas a respeito do trabalho de parto e do parto oportuniza a desmistificação de crenças e tabus que cercam tais temas à luz das melhores evidências científicas. Ao mesmo tempo, essa empolgante dinâmica de trabalho permite a inclusão de novos termos incluídos pelos casais diante de suas dúvidas e experiências únicas, que revelam suas expectativas, trazendo um resultado avaliativo de alto significado para que os fisioterapeutas e outros profissionais da Saúde possam definir suas estratégias de ação de modo individualizado e assertivo, contribuindo para a melhor experiência de parto possível.

Este livro indica de modo muito claro e conciso as etapas para o desenvolvimento do trabalho proposto junto aos casais, disponibilizando até mesmo as fichas de trabalho e seus conteúdos. Entretanto, não se engane com sua aparente simplicidade. A utilização adequada de seus conteúdos irá requerer de fisioterapeutas e outros profissionais da Saúde habilidades que muito extrapolam o conhecimento técnico e biológico, desafiando-os continuamente a desenvolver sensibilidade e empatia e a atualizar seus conhecimentos científicos permanentemente, empreendendo sua visão profissional ímpar.

O livro na realidade revela a complexidade e a beleza do trabalho do fisioterapeuta e de outros profissionais da equipe obstétrica. Este trabalho é fonte de luz e inspiração para que os fisioterapeutas aliem ciência e humanismo em favor da construção conjunta de saberes, autonomia, entrosamento e experiências saudáveis e positivas dos casais no trabalho de parto e no parto, contribuindo para o nascimento saudável e a perpetuação de práticas profissionais de excelência em Obstetrícia.

Parabéns aos autores, aos fisioterapeutas, à equipe obstétrica e aos casais grávidos!

A obra é um grande presente para todos nós!

Cristine Homsi Jorge Ferreira
Fisioterapeuta. Especialista em Saúde da Mulher. Professora Associada da Faculdade de Medicina de Ribeirão Preto – Departamento de Ciências da Saúde – Curso de Fisioterapia - Universidade de São Paulo. Diretora Científica da ABRAFISM – 2018-2021.

SUMÁRIO

- 11   A Oficina do Parto
- 11   Oficina do Parto e Educação em Saúde
- 14   Oficina do Parto e Metodologias Ativas de Ensino
- 15   Oficina do Parto e Educação de Casais Grávidos
- 18   Oficina do Parto: O Que é?
- 19   A Quem se Destina a Oficina do Parto?
- 19   Qual Profissional pode Oferecer a Oficina do Parto?
- 19   Quando Realizar a Oficina do Parto?
- 20   Como Conduzir a Oficina do Parto?
- 21   As Fichas
- 22   Quais Aspectos Devem ser Considerados na Escolha das Fichas Utilizadas na Oficina do Parto?
- 22   Categorização das Fichas
- 23   Como é Conduzida a Oficina do Parto com o Casal?
  - 23 *Etapa 1*
  - 23 *Etapa 2*
  - 23 *Etapa 3*
- 24   Referências
- 27   Apêndice
  - 27 *Fisiologia do Parto*
  - 28 *Fase Latente do Parto*
  - 30 *Fase Ativa do Parto*
- 33   Conteúdo das Fichas

A OFICINA DO PARTO

Desenvolvida pela fisioterapeuta Elza Baracho a partir do ano de 1984, a Oficina do Parto é uma estratégia de educação em saúde para casais grávidos que tem por objetivo educá-los a respeito da gravidez e do parto para que possam participar e contribuir ativamente para um parto saudável.

A Oficina se utiliza de metodologias ativas de ensino/aprendizagem sobre a gravidez, etapas do trabalho de parto e estratégias para favorecê-lo. Especificamente por meio de fichas informativas, o terapeuta e o casal vão investigando, orientando e identificando juntos conhecimentos e saberes que poderão tranquilizá-los quanto ao parto e fornecer ferramentas que os ajudem a atuar favoravelmente para o nascimento do bebê.

Termos como *casal* e *parceiro*, entre outros, são usados genericamente no texto e devem ser interpretados de acordo com a realidade de cada leitor.

OFICINA DO PARTO E EDUCAÇÃO EM SAÚDE

O termo composto *educação e saúde* diz respeito à transmissão de informações em saúde por meio de práticas pedagógicas que estimulam a participação ativa e a independência do aprendiz inserido em seu contexto de vida, o que inclui a família e a comunidade a que pertence. Tem por objetivos sensibilizar, conscientizar e desenvolver no outro habilidades e competências para que este se torne capaz de enfrentar situações tanto no âmbito individual como coletivo, com vistas à promoção de sua qualidade de vida.[1]

As ações de educação em saúde surgiram em 1909 nos EUA com o objetivo de prevenir doenças.[2] À época, essas ações eram norteadas pelos pressupostos de que os problemas de saúde deveriam ser prevenidos mediante o esforço individual e a adesão a hábitos corretos de vida, pois se compreendia que as doenças e condições deficitárias de saúde decorriam da falta de informação sobre sua fisiopatologia e dependiam do contexto em que o paciente estava inserido. O olhar era puramente biológico. Portanto, as práticas educativas eram voltadas para a transmissão de conhecimento à população por intermédio de profissionais "detentores" do conhecimento.

Desde 1948, quando a Organização Mundial da Saúde (OMS) modificou o conceito de saúde de "ausência de doença" para "estado de mais completo bem-estar físico, mental e social, e não apenas a ausência de enfermidade", surgiu a necessidade de abordagem da saúde do indivíduo de maneira abrangente, considerando, além dos biológicos, também os aspectos psicológicos e sociais.[3]

Até o final da década de 1970, o foco da educação em saúde ainda se restringia a "reduzir a ignorância da população sobre as causas biológicas das doenças". A partir de 1980, iniciativas do Ministério da Saúde (MS) brasileiro vêm buscando modificar o enfoque da educação em saúde para um olhar contextualizado do indivíduo, considerando, além dos aspectos biológicos, os valores, crenças e perspectivas do mundo do indivíduo, como aspectos políticos, econômicos e sociais.[2]

Isso significa dizer que uma prática em saúde adotada em determinada região de um país ou na totalidade de um país pode não ser efetiva em outra e, portanto, não deve apenas ser transcrita *ipsis litteris* para todo e qualquer público, mas adaptada, considerando os aspectos socioeconômicos e culturais em que estão inseridos os indivíduos que estejam sendo educados.

Em 2001, a OMS, por meio da Classificação Internacional de Funcionalidade, Incapacidade e Saúde (CIF), propôs o Modelo de Funcionalidade, Incapacidade e Saúde, pautado no modelo biopsicossocial, o qual propõe uma terminologia e descrição de domínios de funcionalidade relevantes para a saúde e a qualidade de vida das pessoas.[4] A CIF fornece orientações sobre os fatores relevantes a serem considerados no contexto da saúde e funcionalidade das pessoas, bem como uma terminologia consensual, favorecendo a comunicação entre os profissionais de saúde de diferentes áreas e entre esses e os usuários do sistema de saúde.[4]

Nessa perspectiva ampliada sobre a saúde, o profissional deixa de ser um "transmissor do conhecimento" para se tornar um "facilitador do processo de aprendizagem" do indivíduo, na medida em que "percebe os conflitos, interesses e visão do mundo que influenciam seu modo de vida".[2] Portanto, as ações educativas em saúde devem superar a distância cultural entre quem educa e o educando, no sentido de compreensão mútua "da lógica, dos conhecimentos e os princípios que regem a subjetividade dos vários atores envolvidos" no processo de educação em saúde. Segundo Alves et al.(2011),[2] é preciso haver interação entre a ciência daquele que educa e o conhecimento implícito do educando, haja vista que "educar é fazer emergir vivências do processo educativo" (Assman,1998, *apud* Alves et al., 2011).

Para viabilizar a educação em saúde, portanto, é preciso que os profissionais de saúde busquem a interação com a população que desejam sensibilizar e educar, considerando as diferenças sociais e culturais, o que inclui as crenças, valores e percepções de mundo dos atores envolvidos. A finalidade é estreitar relações a partir da empatia e da compaixão e favorecer a assistência humanizada com fins de formação integral e autônoma do indivíduo em seu contexto de vida.[2]

OFICINA DO PARTO E METODOLOGIAS ATIVAS DE ENSINO

As metodologias ativas de ensino são modelos de ensino/aprendizagem que visam desenvolver a autonomia e a participação dos aprendizes de modo integral, possibilitando-lhes ocupar o lugar de sujeitos ativos em seu próprio processo de ensino/aprendizagem, em oposição às metodologias baseadas no ensino expositivo com técnicas tradicionais, em que ao aprendiz são demandadas a leitura e observação passivas.[5]

As metodologias ativas requerem conversar, debater, ilustrar, reproduzir, dramatizar, ensinar e expor ideias resumidas. A aprendizagem por questionamento e experimentação é mais relevante para uma compreensão ampla e profunda do tema que está sendo abordado, uma vez que a informação é convertida em conhecimento e aprendizado apenas quando experimentada, sentida e ancorada em conhecimentos prévios.[5]

A aprendizagem significativa, conceito principal da Teoria da Aprendizagem de David Ausubel, publicada em 1963, fundamenta o uso de metodologias ativas no ensino. A teoria aponta que a aprendizagem ocorre quando o indivíduo ancora conceitos relevantes que já conhece, a partir de sua experiência prévia, e os integra aos novos conhecimentos e às suas particularidades/peculiaridades – estrutura cognitiva. Sem a integração e a contextualização, a aprendizagem seria mecânica,[6] e a retenção do conhecimento e a transferência para a prática seriam prejudicadas.

Portanto, um dos grandes desafios do profissional de saúde é caminhar nessa seara do aprendizado não como educador detentor do conhecimento, mas em parceria com os usuários de serviços de saúde, os quais precisam ser vistos como agentes fundamentais para disparar seu próprio processo de busca pela promoção de saúde e qualidade de vida. Então, cabe a nós profissionais de saúde, além de fornecer informações, o papel de facilitadores desse processo educativo. As metodologias ativas são ferramentas bastante apropriadas para promover o engajamento e a autonomia dos indivíduos e seus familiares que procuram nossos serviços.

Várias estratégias pedagógicas podem ser utilizadas para praticar as metodologias ativas no processo educacional. São exemplos a aprendizagem baseada em problemas, a sala de aula invertida, a *gameficação*, a aprendizagem por pares, a aprendizagem baseada em projetos e o ambiente simulado de ensino, entre outras. A filosofia e os princípios básicos dessas técnicas e sua base teórica, que visam fortalecer a autonomia e fomentar a indissociabilidade entre teoria e prática e a construção de um processo saudável de ensinar/aprender,[6] são perfeitamente aplicáveis às estratégias de educação em saúde para a comunidade.

A Oficina do Parto aqui proposta é, portanto, uma ferramenta de educação em saúde que se utiliza de metodologias ativas, como a aprendizagem por pares e a *gameficação*.

OFICINA DO PARTO E EDUCAÇÃO DE CASAIS GRÁVIDOS

O século XXI é marcado pelo apogeu das evidências científicas com o consequente enfraquecimento dos procedimentos práticos de rotina. Nesse contexto, o Ministério da Saúde brasileiro tem lançado diversos planos e programas nacionais de saúde pautados na evidência científica com o objetivo de promover a saúde da população brasileira. Dentre eles, destaca-se o Plano Nacional de Políticas para Mulheres, de 2013/2015, que tem entre seus objetivos específicos *fortalecer e implementar* a Política Nacional de Atenção Integral à Saúde da Mulher (PNAISM), considerando as mulheres em sua diversidade, e promover a ampliação, qualificação e humanização das ações de atenção integral à saúde das mulheres nas redes pública e privada. Uma das metas do plano é "reduzir o número de cesáreas desnecessárias e de procedimentos desnecessários que comprometam a integridade física das mulheres e causem riscos à sua saúde, assim como reduzir a violência institucional e a violência obstétrica nos serviços de saúde".[7]

Uma estratégia importante adotada para atingir essas metas consiste na educação integral de quem gesta e de acompanhantes/familiares. A educação pode fomentar a autonomia, o engajamento e a participação ativa no processo de gestação/parto/pós-parto e contribuir para a humanização da assistência ao parto e aos atores envolvidos. Além disso, o preparo do casal traz maior segurança para quem gesta e para o acompanhante, o qual terá condições de saber como proceder, promovendo benefícios à parturiente, que receberá apoio com base em evidências científicas, bem como para a equipe de assistência ao parto, que encontrará no acompanhante um aliado, culminando em uma vivência de parto mais satisfatória para todos os envolvidos.[8,9]

O envolvimento consciente e ativo do pai no processo de nascimento está positivamente relacionado com tempo menor do trabalho de parto, diminuição do uso de medicações e cesáreas e amamentação duradoura. Além disso, esse envolvimento pode ser positivo não apenas para quem gesta, mas também para o companheiro.[8-12] O companheiro pode ser considerado o acompanhante ideal no processo de parturição em virtude de fatores como formação de vínculo e representação de laços familiares, pois, ao acompanhar o nascimento do filho, o homem estaria afirmando sua paternidade e valorizando seu papel.[8]

Os parceiros de quem gesta têm grandes expectativas e curiosidades quanto a seu papel durante o trabalho de parto e têm demonstrado desejo de participar e acompanhar efetivamente todos os momentos da gestação até o desenvolvimento da criança e de se envolver nas sessões formativas de preparação para o parto.[7-9]

Nessa direção foi criado recentemente no Brasil o pré-natal masculino, desenvolvido por meio da Política Nacional de Atenção Integral à Saúde do Homem (PNAISH) com o objetivo de preparar o homem para a paternidade ativa, incluindo-o nas atividades educativas do pré-natal.[10] Parte de um movimento crescente no Brasil e no mundo que defende o envolvimento integral dos homens no ciclo gravídico-puerperal,[9,10] o pré-natal masculino foi criado para promover o aumento da participação paterna na gestação, parto e nascimento mediante o uso de estratégias educativas.[9,11] Os cursos/oficinas de preparação para o parto facilitam o envolvimento do pai durante a gestação e o nascimento e se refletem na decisão consciente de participar do trabalho de parto e parto.[8]

Quando o acompanhante participa ativamente das consultas do pré-natal, ele vai se preparando cognitiva e emocionalmente para desempenhar esse novo papel do cuidado e ainda contribui para uma gravidez mais humanizada.[13] O acompanhamento do parceiro no pré-natal, além de promover segurança e confiança para quem gesta, também favorece a intensificação dos laços familiares, melhorando e fortalecendo a relação do casal e sendo fundamental para que a gravidez ocorra de forma tranquila e saudável.[13]

Diante disso, é necessário um pré-natal em que o cuidado seja centrado na família, e não apenas em quem gesta. A partir da integração da família, passa a existir uma união mais forte entre o casal, o que faz aumentar o vínculo paterno na gestação e ajuda a fortalecer os vínculos familiares e a estruturar a chegada de uma nova vida.[14]

No entanto, essa participação pode ser desafiadora. Dentre os fatores que influenciam a não participação do acompanhante no pré-natal estão a falta de tempo, as coincidências com o horário de trabalho, o desinteresse, a falta de informações sobre a importância do seu papel e a postura de algumas mulheres que, mesmo de maneira inconsciente, não deixam seus companheiros participarem.[9,13-22] Outro fator que contribui para a não participação do pai no pré-natal é a falta de material ilustrativo e educativo, com fotos de homens com bebês e informações sobre a participação paterna no ciclo gravídico-puerperal.[9,15]

Portanto, ferramentas como a Oficina do Parto aqui proposta são fundamentais para promoção do conhecimento, da participação e formação de vínculos afetivos que favoreçam o devido acolhimento de uma nova vida.

OFICINA DO PARTO: O QUE É?

Desenvolvida pela fisioterapeuta Elza Baracho desde 1984, a Oficina do Parto é uma estratégia de educação em saúde para casais grávidos que visa discutir informações sobre o parto trazidas pelo casal e ampliá-las a partir de evidências científicas com o objetivo de contribuir para a participação ativa do casal para um parto saudável.

A técnica de condução da Oficina do Parto é fundamentada em metodologias ativas de ensino. Por meio de conversas, em uma atmosfera lúdica, são trocados saberes com o casal sobre várias questões relativas ao parto, considerando tanto os fatores biológicos quanto os psicossociais (por exemplo, nível de escolaridade, saberes e experiências prévias, ansiedade, medo, características do local e da equipe de saúde no local em que está planejado o parto etc.).

A QUEM SE DESTINA A OFICINA DO PARTO?

- A qualquer casal que queira entender o processo de parto (independentemente da via), incluindo os fatores biopsicossociais relevantes ao parto e ao casal.

- Ao parceiro que queira e possa ser um apoio contínuo durante o processo do nascimento.

QUAL PROFISSIONAL PODE OFERECER A OFICINA DO PARTO?

A Oficina do Parto foi criada para ser aplicada por fisioterapeutas, mas pode ser utilizada pelos profissionais de saúde de acordo com os objetivos de abordagem de cada profissão junto ao casal.

No caso do fisioterapeuta, além das informações gerais sobre as características fisiológicas de cada fase do trabalho de parto, o profissional fornecerá informações e orientações a respeito das estratégias posturais e de movimentos que irão favorecer o bom desenvolvimento de cada fase do trabalho de parto (por exemplo, a importância dos exercícios respiratórios, da deambulação e do posicionamento adequado em cada fase, considerando princípios fisiológicos e biomecânicos). (Para informações sobre a fisiologia do parto, acesse o apêndice no final deste material.)

QUANDO REALIZAR A OFICINA DO PARTO?

Recomenda-se que a Oficina do Parto seja oferecida ao casal entre 35 e 37 semanas de gestação, período considerado o mais adequado para que o casal possa se preparar, levando em consideração os aspectos culturais e os cenários envolvidos na proximidade do parto.

Não se recomenda oferecer a Oficina no início da gestação, uma vez que pode contribuir para aumento do nível de ansiedade do casal e dificultar a retenção do aprendizado.

A Oficina do Parto aborda mais especificamente a educação sobre a fisiologia e a biomecânica durante o trabalho corporal da parturiente no trabalho de parto e no parto. No entanto, é importante ressaltar que a atuação do fisioterapeuta durante todo o pré-natal é um trabalho contínuo de educação em saúde e é desejável que seja oferecido a todas as gestantes.

COMO CONDUZIR A OFICINA DO PARTO?

Durante a Oficina são disponibilizadas fichas com palavras-chave simples, com expressões do senso-comum que abordam características das fases do trabalho de parto e do parto e ações e posturas que devem/podem ser adotadas durante esses períodos.

Não é obrigatório o uso de todas as fichas durante a Oficina do Parto, e novas fichas com palavras-chave podem ser criadas durante a Oficina, a depender das demandas específicas do casal.

A partir do conhecimento prévio do casal sobre o trabalho de parto e o parto, suas experiências prévias, expectativas, medos e ansiedades, entre outros aspectos, levando em consideração a bagagem cultural e os aspectos emocionais relacionados ao assunto, o terapeuta vai lapidando as informações sobre as etapas vivenciadas. Busca-se esclarecer as dúvidas e orientar as ações que devem ser priorizadas em cada fase. Objetiva-se oferecer ao casal informações e ferramentas que promovam segurança e confiança para uma participação ativa no processo de nascimento.

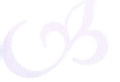

AS FICHAS

As fichas abordam os sinais de desencadeamento do trabalho de parto, as características de cada etapa do trabalho de parto e do parto e as intervenções que podem ser realizadas em cada etapa, como posicionamentos, exercícios, padrões adequados de respiração, aplicação de recursos não farmacológicos para modulação da dor, entre outras, durante o trabalho de parto e o parto, favorecendo a participação consciente e ativa do casal no processo do nascimento.

As fichas são apresentadas em formato de cartas ou prontas para destacar e podem ser complementadas ou excluídas conforme a necessidade/realidade de cada casal (Figura 1).

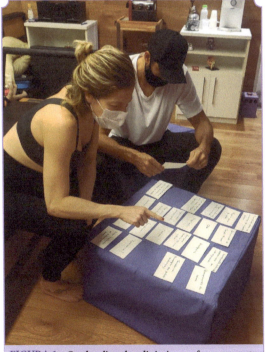

FIGURA 1 – Casal realizando a dinâmica, conforme proposta para a Oficina do Parto, utilizando as fichas educativas.

QUAIS ASPECTOS DEVEM SER CONSIDERADOS NA ESCOLHA DAS FICHAS UTILIZADAS NA OFICINA DO PARTO?

Antes e/ou durante a Oficina do Parto devem ser investigadas as características do casal, considerando, por exemplo, os fatores pessoais, como valores morais e culturais, as experiências prévias e suas expectativas quanto ao processo de nascimento do bebê.

Para isso, utilize as fichas prontas que mais se enquadram em cada situação e explique ao casal que poderão ser incluídas novas fichas avulsas, cujos nomes serão escritos no momento da Oficina. As fichas estarão em branco para esse fim. Utilize canetinhas para escrever novas fichas. As fichas sugeridas encontram-se a partir da página 35.

Para a escolha das fichas também deverão ser considerados os fatores ambientais (cenário) referentes à região em que vive a gestante e a escolha da equipe de assistência ao parto e do local em que será conduzido o trabalho de parto e o parto, sempre priorizando o conhecimento científico relativo a cada tópico.

A partir daí, identificam-se com o casal os conhecimentos acerca do trabalho de parto e o parto, os quais são organizados em fichas que serão apresentadas ao casal. Essas fichas devem ser dispostas aleatoriamente, para que eles as sequenciem de acordo com seus conhecimentos e valores.

CATEGORIZAÇÃO DAS FICHAS

As informações contidas em cada uma das fichas aqui propostas são derivadas de relatos dos casais sobre a fisiologia do parto. Cabe ao profissional de saúde ampliar seus conhecimentos com base em conhecimentos científicos e evidências científicas atuais sobre a fisiologia e a assistência

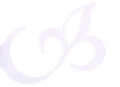

ao parto de modo a conduzir a Oficina de maneira apropriada, facilitando o melhor entendimento do casal sobre o assunto.

COMO É CONDUZIDA A OFICINA DO PARTO COM O CASAL?

Etapa 1

▸ O casal deve se sentir à vontade e, de acordo com a mobilidade, a Oficina poderá ser realizada com os participantes sentados no chão e as fichas distribuídas à frente ou sentados em uma cadeira e as fichas dispostas em cima da mesa.

Etapa 2

▸ As fichas são distribuídas aleatoriamente, e solicita-se ao casal que as organize na sequência em que acredita que ocorram os eventos, desde o início do trabalho de parto até o nascimento. Ofereça 10 a 15 minutos para eles realizarem essa tarefa.

Etapa 3

▸ O terapeuta deve discutir com os participantes a sequência das fichas apresentadas, respeitando o conhecimento do casal sobre o tema ali contido, levando-lhes a informação real a respeito de cada/todo o processo de maneira clara e objetiva e explicando, em linguagem acessível, o significado de cada etapa. Nesse momento, todas as dúvidas do casal devem ser sanadas, e informações adicionais podem ser acrescentadas, se necessário e de acordo com o interesse do casal.

Referências

1. Salci MA, Rozza SG, Silva DMGV et al. Educação em saúde e suas perspectivas teóricas: algumas reflexões. Texto Contexto Enfermagem 2013; 22(1):224-30.
2. Alves GG, Aerts D. As práticas educativas em saúde e a estratégia Saúde da Família. Ciência e Saúde Coletiva 2011; 116(1):319-25.
3. Menezes KKP, Avelino PR. Grupos operativos na Atenção Primária à Saúde como prática de discussão e educação: uma revisão. Cadernos de Saúde Coletiva 2016; 24(1):124-30.
4. Organização Mundial de Saúde/Organização Pan-Americana de Saúde OMS/OPAS – CIF – Classificação Internacional de Funcionalidade, Incapacidade e Saúde. 1. ed. São Paulo: EdUSP, 2003.
5. Novak JD, Gowing DB. Aprender a aprender. Lisboa: Maiadouro, 1984.
6. Gomes AP, Dias-Coelho UC, Cavalheiro PO et al. A Educação Médica entre mapas e âncoras: a aprendizagem significativa de David Ausubel, em busca da Arca Perdida. Revista Brasileira de Educação Médica 2008; 32(1):105-11.
7. Brasil, Plano Nacional de Políticas para Mulheres 2013 -2015.
8. UNFPA – Fundo de Populaçãodas NaçõesUnidas (UNFPA) e Instituto PAPAI. Homens também cuidam! Diálogos sobre direitos, saúde sexual e reprodutiva, paternidade e relações de cuidado. UNFPA e Instituto PAPAI. Recife: UNFPA; Instituto PAPAI, 2007.16p.
9. Holanda et al. Influência da participação do companheiro no pré-natal: Satisfação de primíparas quanto ao apoio no parto. Texto Contexto Enferm 2018; 27(2):e38000.
10. Mendes SC, Santos KCB. Pré-natal masculino: a importância da participação do pai nas consultas de pré-natal. Enciclopédia Biosfera. Centro Científico Conhecer – Goiânia 2019;16(29):2120.
11. Brasil. Ministério da Saúde. Secretaria de Atenção à Saúde. Departamento de Ações Programáticas Estratégicas. Coordenação Nacional de Saúde do Homem. Guia do pré-natal do parceiro para profissionais de saúde. Rio de Janeiro: Ministério da Saúde, 2016. 55p.
12. Cabral YP, Pereira LPS, Souza NS, Mota SMA, Santos MS. Pré-natal masculino: estratégia de promoção à saúde do homem. In: I Congresso de saúde DeVry UNIFAVIP – "Saúde Humanizada: sujeitos, práticas e perspectivas em busca de uma qualidade de vida em sociedade". 2015: 585-6.
13. Ribeiro JP, Ferreira JG, Silva, PMP, Ferreira JM, Seabra RA et al. Participação do pai na gestação, parto e puerpério: refletindo as interfaces da assistência de enfermagem. Revista Espaço para a Saúde. v. 16, n. 3, p. 73-82, jul/set. 2015.
14. Oliveira SC et al. A participação do homem/pai no acompanhamento da assistência pré- natal. Curitiba. Cogitare Enferm., v. 14, n. 1, p. 73-78, 2009.

15. Pesamosca LG, Fonseca AD, Gomes VLO. Percepção de gestantes acerca da importância do envolvimento paterno nas consultas pré-natal: um olhar de gênero. Revista Mineira de Enfermagem (REME). v. 12, n. 1, p. 182-188, jan./mar., 2008.

16. Oliva TA, Nascimento ER, Espírito Santo FRE. Percepções e experiências de homens relativas ao pré-natal e parto de suas parceiras. Revista Enfermagem UERJ. v. 18, n. 3, p. 435-440, 2010.

17. Cabrita BAC, Silveira ES, Souza AC, Alves VH. A ausência do companheiro nas consultas de pré-natal: desafios e conquistas. Revista de Pesquisa: Cuidado é Fundamental Online. v. 4, n. 3, p. 2645-2654, 2012.

18. Ferreira TN, Almeida DR, Brito HM, Cabral JF, Marin HA et al. A importância da participação paterna durante o pré-natal: percepção da gestante e do pai no município de Cáceres – MT. Revista Eletrônica Gestão & Saúde. v. 05, n. 02. p. 337-45. 2014.

19. Costa SF, Taquette SR. Atenção à gestante adolescente na rede SUS – o acolhimento do parceiro no pré-natal. Revista de Enfermagem UFPE on line. v. 11(Supl. 5), p. 2067-74, 2017.

20. Henz GS et al. A Inclusão paterna durante o pré-natal. Rev Enferm Atenção Saúde, v. 6, n. 1, p. 52-66, Jan/Jun., 2017.

21. Cardoso VEPS, Silva Junior AJ, Bonatti AF, Santos GWS, Ribeiro TAN. A Participação do Parceiro na Rotina Pré-Natal Sob a Perspectiva da Mulher Gestante. Revista de Pesquisa: Cuidado é Fundamental Online. v. 10, n. 3, p. 856-862, 2018.

22. Bonim SSS et al. A importância da participação do pai no acompanhamento do pré natal. Rev. Saberes, Rolim de Moura, vol. 13, n. 1, jun, 2020.

APÊNDICE

FISIOLOGIA DO PARTO

Para muitas mulheres, o momento do parto ainda é acompanhado de inseguranças, medos e iatrogenias.

As mulheres precisam sentir-se seguras, confiantes e agentes de seus processos de enfrentamento nesse momento único em suas vidas.

Para isso, nós profissionais da área da saúde, especialmente nós fisioterapeutas, precisamos ter conhecimento sobre o processo de parto e saber escutar o que a elas trazem de conhecimento sobre a fisiologia do parto, suas vivências familiares, culturais e sociais. Só assim poderemos ampliar os conceitos, desmistificar tabus e passar informações relevantes para que elas se sintam seguras e contribuam para um desfecho satisfatório do parto.

As evidências científicas disponíveis têm um papel primordial na sustentação e na qualidade da prática clínica, o que contribui de maneira significativa para a quebra de mitos e tabus que influenciaram o conhecimento de várias gerações acerca do mecanismo do trabalho de parto e das consequências de um parto por via vaginal ("parto normal") (In: Baracho *et al.*, 2018).

Certas de que muitos de nós profissionais ainda nos sentimos inseguros com a diversidade de conceitos básicos na literatura, resolvemos recapitular conceitos básicos/clássicos e outros extraídos de diretrizes internacionais e de estudos de revisões sistemáticas de boa qualidade sobre a fisiologia do parto e as condutas a serem seguidas pela mulher no decorrer desse longo tempo de trabalho de parto, principalmente pelas primíparas, até o nascimento de seu filho.

O parto é caracterizado por contrações uterinas da musculatura lisa miometrial com o objetivo de promover a dilatação do colo uterino e a expulsão do feto por meio dos mecanismos de adaptação ao canal de parto. O feto percorre a pelve através dos planos descritos por De Lee.

De Lee tem como **plano** referência zero as espinhas isquiáticas. Quando o ponto mais baixo da apresentação cefálica do feto estiver 1 cm acima do **plano** zero, a altura será -1; 2 cm acima, como -2, e assim sucessivamente (Figura 2).

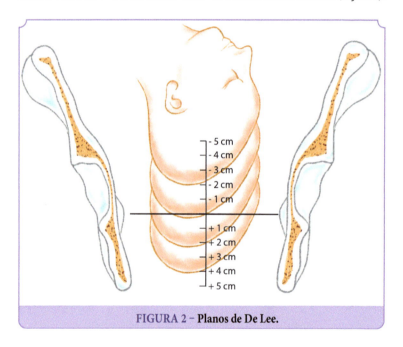

FIGURA 2 – **Planos de De Lee.**

O trabalho de parto pode ser dividido em fases latente e ativa.

FASE LATENTE DO PARTO

Nessa fase, as contrações começam a se intensificar e a ficar mais ritmadas ("engrenar"), sendo percebidas, em média, 1 a 2 contrações a cada 10 minutos, com intensidade de leve a moderada. Além disso, são observados os seguintes sinais:

▸ Eliminação de líquido pelos genitais: pode ocorrer em casa, antes da data provável do parto, durante o trabalho de parto (espontâneo). Período não necessariamente contínuo em que há contrações dolorosas e alguma modificação cervical, incluindo apagamento e dilatação do colo uterino para até 4 cm.

▸ Rompimento do tampão mucoso: secreção serossanguinolenta pode aparecer até 1 semana antes do trabalho de parto ou até mesmo no momento do parto.

1. A internação precoce pode ser um grande problema quando acontece em fase latente, pois pode ser responsável por uma indicação desnecessária de parto cirúrgico.

2. As expectativas e a ansiedade da gestante e da família contribuem para tomadas de decisão antecipadas, daí a importância de conhecer os sinais e sintomas de cada etapa. A paciente nessa fase deve ser monitorada em casa pela equipe de assistência ao parto (Figura 3).

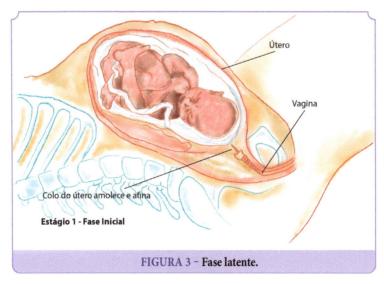

FIGURA 3 – **Fase latente.**

FASE ATIVA DO PARTO

A fase ativa se caracteriza pela ocorrência de contrações regulares e dilatação cervical a partir dos 5 cm e se divide em 4 estágios ou períodos:

- **Primeiro estágio** – caracteriza-se pelo início das contrações uterinas e termina com a dilatação de 10 cm do colo uterino (Figura 4). Nesse estágio ocorre o amadurecimento do colo uterino – apagamento e dilatação (Figura 5).

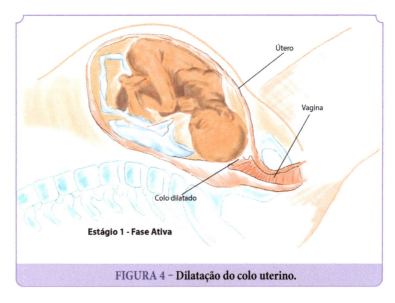

FIGURA 4 – Dilatação do colo uterino.

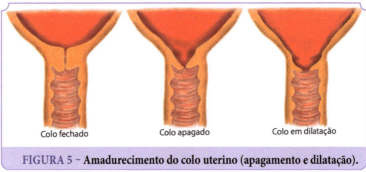

FIGURA 5 – Amadurecimento do colo uterino (apagamento e dilatação).

- **Segundo estágio** – período expulsivo (Figura 6).
- **Terceiro estágio** – dequitação da placenta (Figura 7).

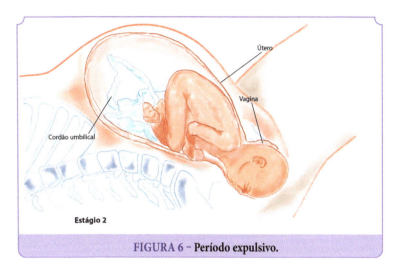

FIGURA 6 – **Período expulsivo.**

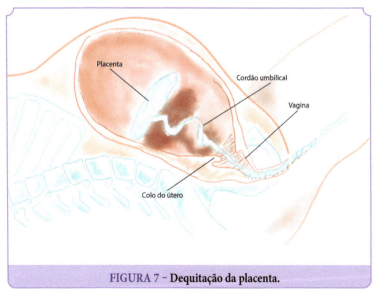

FIGURA 7 – **Dequitação da placenta.**

- **Quarto estágio** – observação da parturiente. Faz-se a análise do canal de parto e observa-se a recuperação da paciente.

Cabe lembrar que todos esses estágios representam um longo período, que pode oscilar entre 6 e até 18 horas, variando entre as mulheres primíparas e multíparas.

Na fase ativa acontecem, em 10 minutos, 2 a 3 contrações uterinas de mais de 25 segundos na fase ativa de intensidade, podendo chegar, no final, a 50 segundos.

A frequência e a intensidade crescente das contrações determinam a dilatação do colo uterino.

(Para informações mais aprofundadas, consulte Zugaib. Obstetrícia. 4 ed. Manole. 2019.)

Vale destacar que nós fisioterapeutas devemos preparar física e cognitivamente a gestante para a fase ativa do parto. O ideal é que as parturientes tenham conhecimentos e condições físicas para assumir posturas que favoreçam a descida e a passagem do feto pela pelve, para realizar respirações efetivas que garantam a adequada oxigenação fetal, para ter a capacidade de relaxar músculos-alvo (em especial os músculos do assoalho pélvico) e para o uso adequado dos recursos físicos (não farmacológicos) para modulação da dor. Acima de tudo, entretanto, nós fisioterapeutas contribuímos para oferecer às mulheres condições físicas e a confiança de que tanto necessitam para auxiliar ativamente um parto saudável tanto para ela como para seu bebê.

Conteúdo das fichas para preparação do trabalho de parto

- Dor
- Eliminação do tampão mucoso
- Tricotomia (raspagem dos pelos pubianos)
- Avisar a equipe de assistência ao parto
- Fazer a mala de quem gesta e do bebê
- Tomar banho
- Ligar para o(a) acompanhante
- Plano de parto

Conteúdo das fichas para a fase latente do trabalho de parto

- Andar
- Tomar banho/ir para banheira ou chuveiro
- Dor
- Respirar obedecendo a um ritmo
- Rompimento da bolsa amniótica

Conteúdo das fichas para a fase ativa do trabalho de parto

- Contrações rítmicas abdominais se acentuando
- Rompimento da bolsa
- Correr para o hospital
- Adotar posturas verticais durante o trabalho de parto
- Ficar na posição mais confortável
- Ocitocina
- Anestesia/analgesia
- Exercícios para o assoalho pélvico (relaxamento do assoalho pélvico)
- Episiotomia
- Nasceu!
- Saída da placenta

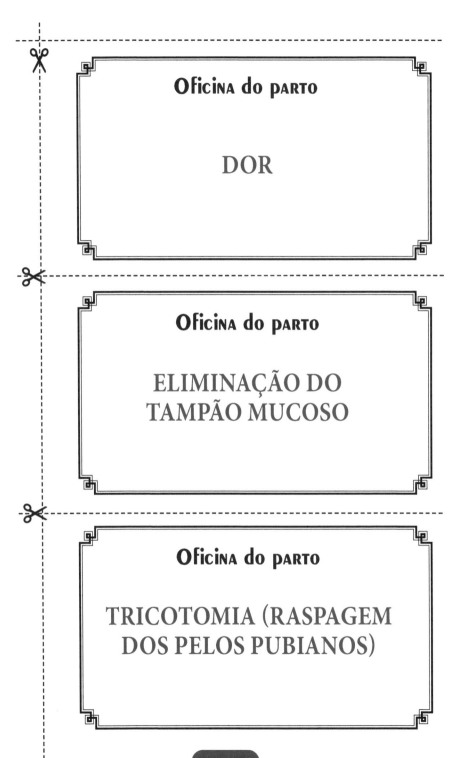

Oficina do parto

AVISAR A EQUIPE DE ASSISTÊNCIA AO PARTO

Oficina do parto

FAZER A MALA DE QUEM GESTA E DO BEBÊ

Oficina do parto

TOMAR BANHO

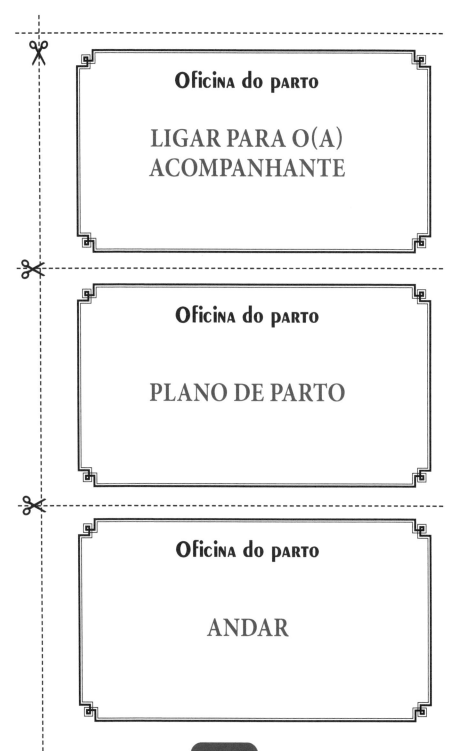

Oficina do parto

TOMAR BANHO/IR PARA BANHEIRA OU CHUVEIRO

Oficina do parto

EXERCÍCIOS DE RELAXAMENTO DO ASSOALHO PÉLVICO

Oficina do parto

RESPIRAR OBEDECENDO A UM RITMO

Oficina do parto

ROMPIMENTO DA BOLSA AMNIÓTICA

Oficina do parto

CONTRAÇÕES RÍTMICAS ABDOMINAIS SE ACENTUANDO

Oficina do parto

ANALGESIA

Oficina do parto

CORRER PARA
O HOSPITAL

Oficina do parto

ADOTAR POSTURAS
VERTICAIS DURANTE O
TRABALHO DE PARTO

Oficina do parto

FICAR NA POSIÇÃO
MAIS CONFORTÁVEL

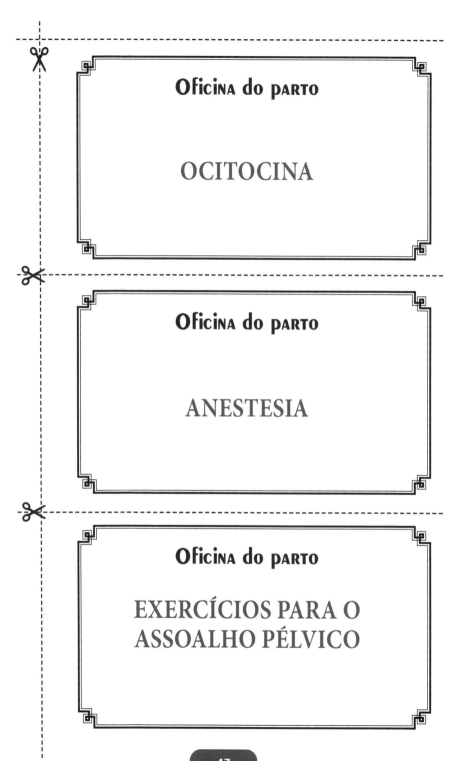

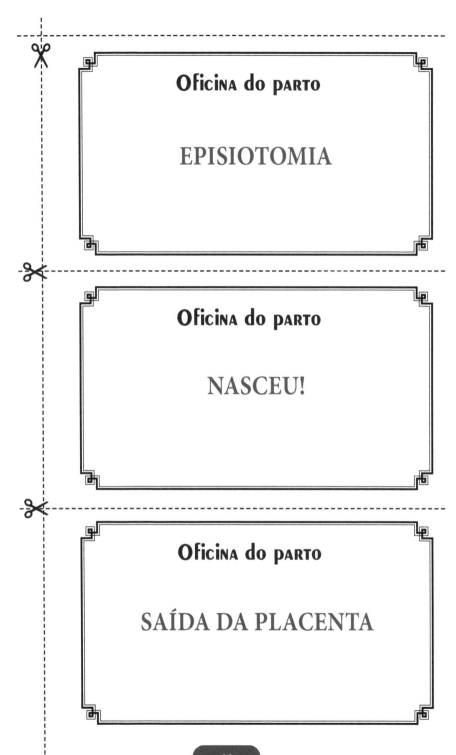

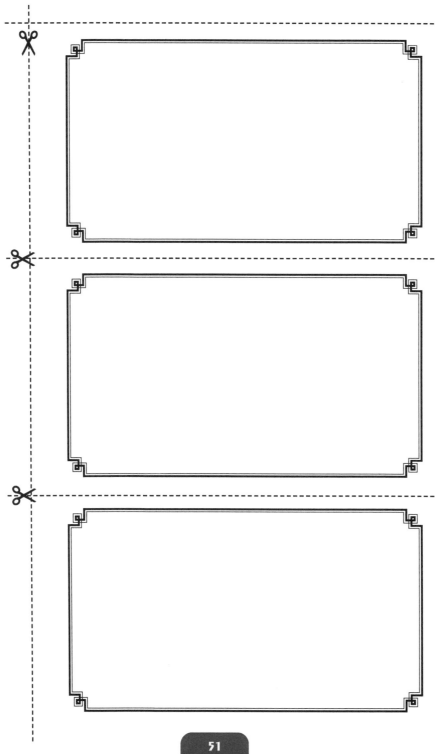

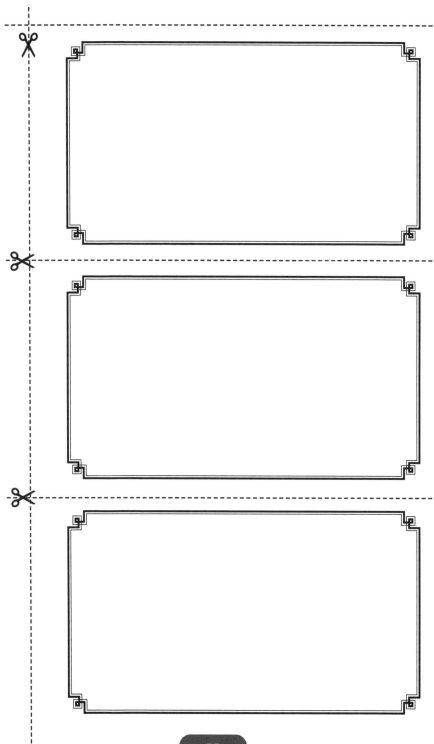

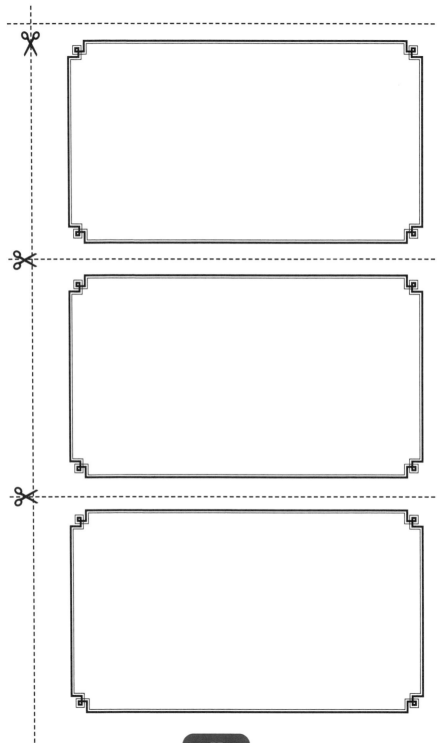